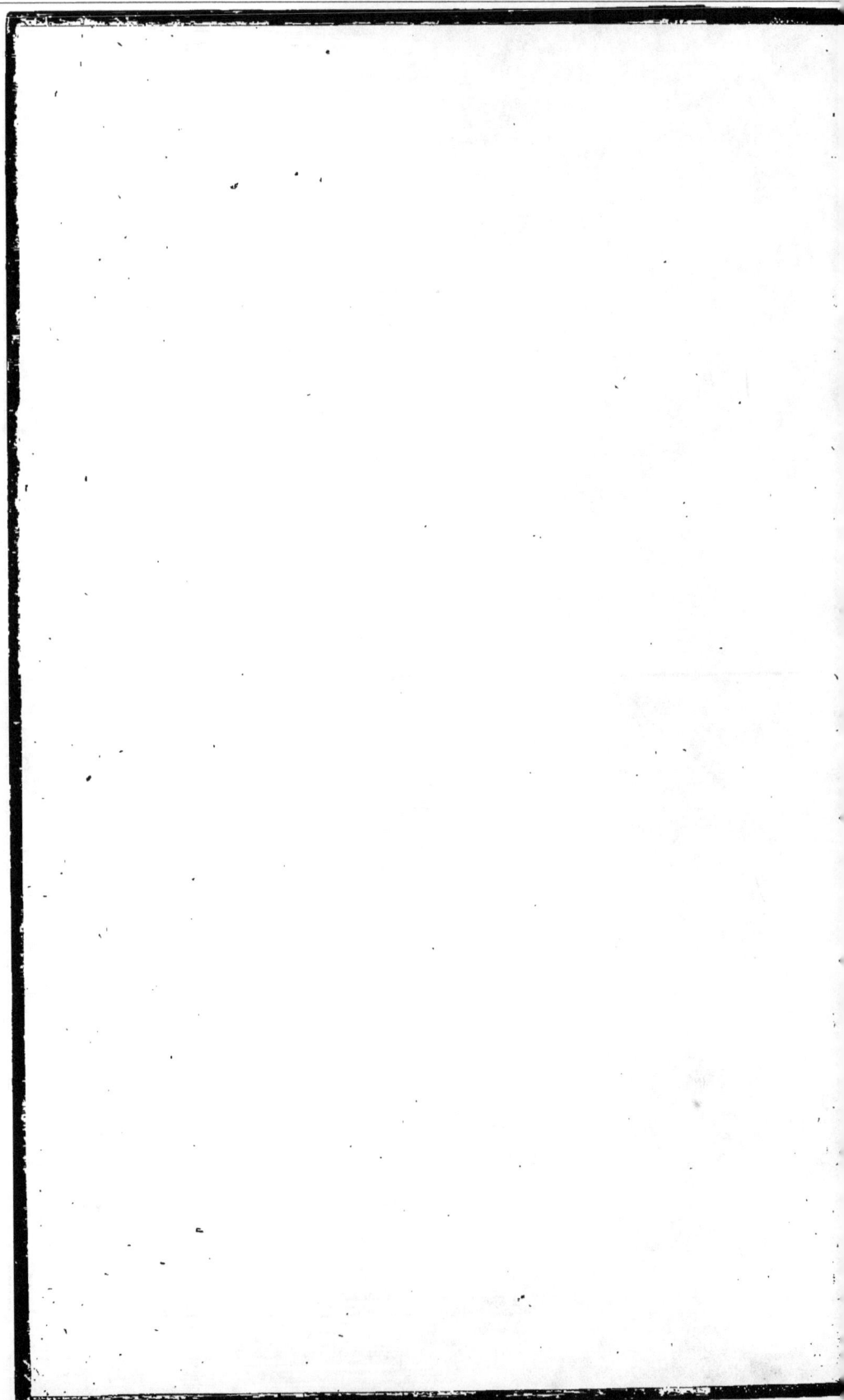

HYGIÈNE.

RAPPROCHEMENTS STATISTIQUES

entre les deux prostitutions (inscrite et clandestine) au
point de vue de la syphilis :

PAR LE Dr J. VENOT,

CHIRURGIEN EN CHEF DE L'HOSPICE SAINT-JEAN.

Extrait du Journal de Médecine de Bordeaux.

BORDEAUX

G. GOUNOUILHOU, IMPRIMEUR DE L'ÉCOLE DE MÉDECINE,
PLACE PUY-PAULIN, 1.

1857

HYGIÈNE.

RAPPROCHEMENTS STATISTIQUES

entre les deux prostitutions (inscrite et clandestine) au point de vue de la syphilis;

Par le Dr V. VENOT, chirurgien en chef de l'hospice Saint-Jean.

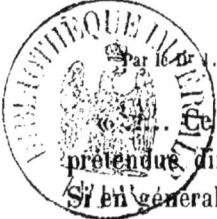

« ..... Ce qu'ont avancé quelques praticiens sur la prétendue diminution de la syphilis n'est pas exact. Si en général la maladie est moins grave, en compensation elle est plus multipliée. Mais ce n'est pas par sa nature qu'elle s'est amendée, car les malades abandonnés à eux-mêmes ou livrés aux charlatans éprouvent, au bout d'un certain temps, des symptômes semblables à ceux décrits par les premiers auteurs. — Nous ne croyons donc pas à l'affaiblissement direct du virus, la maladie n'étant en effet très-rarement grave que parce qu'on ne lui donne pas le temps de faire des progrès [1]. »

C'est ainsi que s'exprimait Cullerier *l'ancien*, il y a quarante ans, et cette façon de penser, qui est aussi la nôtre aujourd'hui, est comme une consécration des actualités auxquelles s'appliquent les réflexions qui vont suivre. Ces réflexions, que l'examen des choses, que l'appréciation des faits ont depuis quelques années converties en certitude dans notre esprit, ont la même tendance, la même signification. Leur but, c'est l'*extinction progressive* de la syphilis, en l'attaquant avec vigueur jusque dans les retranchements obscurs qui la dérobent aux investigations tutélaires de l'hygiène, et

---

[1] *Dict. des Sciences médicales;* édit. 1816, t. LIV, art. *Syphilis.*

en la soumettant aux moyens coërcitifs qui tôt ou tard doivent l'atteindre et la démasquer.

On l'a dit et imprimé cent fois : la source qui fournit dans nos grandes villes le plus d'aliments à la prostitution légalement organisée, c'est sans contredit la débauche latente, que les besoins impérieux et toujours renaissants du luxe dans la misère entretiennent et développent avec une incroyable activité. On ne peut se faire une idée, si l'on n'est pas descendu dans les bas-fonds où gît cette peste sociale, des rapports et des connexions qui lient entre elles ces deux branches du même tronc. Aussi, c'est à bien comprendre la généalogie honteuse de ces deux sœurs que doit tendre sans cesse l'hygiéniste, dans l'application des moyens ayant le double but de moraliser les masses et de neutraliser chez elles la propagation du mal vénérien ; car on se tromperait fort si l'on pouvait croire que le fléau syphilitique dérive uniquement des rangs embrigadés au bureau des mœurs. Pas plus que la licence effrénée, pas plus que le libertinage dans tous ses écarts, la syphilis ne réside pas exclusivement dans la population des dispensaires. Elle a surtout fixé son domicile, avec tous les accessoires de *vie privée* qui la constituent, au sein de ces phalanges de femmes libres, exerçant à l'abri de tout contrôle une influence d'autant plus pernicieuse sur la santé publique, que tout semble concourir à l'innocuité de leurs contacts, lesquels sont évidemment environnés d'un péril cent fois plus imminent et plus grave que ceux qu'on peut établir avec les créatures tributaires de la police.

Ceci nous paraît trop bien posé en principe pour qu'il soit nécessaire d'insister. Pourtant, c'est une affaire d'observation journalière que la transmission du virus syphilitique dans des fréquentations regardées comme absolument sûres par les plaignants. Que de cuisantes désillusions à la suite de ces liaisons platoniquement contractées à l'insu d'une mère vigilante, d'un père brutal, d'un mari jaloux : suppositions qui, jouées avec art, stimulent la confiance, excitent le désir et favorisent l'inoculation physiologique la moins appréhendée !

Un tel sujet fournirait amplement la matière d'un gros volume de philosophie pratique. Notre dessein n'est certes pas d'esquisser ici ce coin du tableau de la société actuelle. Nous avons, du reste, dans tous nos rapports à l'autorité, et récemment dans l'édition nouvelle de Parent-Duchatelet qui va sortir des presses de J.-B. Baillière, largement mis en relief ces considérations que nous pourrions plus tard colliger en une seule publication. Aujourd'hui, et dans les limites restreintes d'un article de journal, nous désirons seulement appeler l'attention sur deux points, formulés dans les propositions suivantes : 1° La syphilis est surtout entretenue et propagée par la prostitution clandestine. 2° Pour atténuer et éteindre progressivement les accidents syphilitiques, il faut sévir avec discernement contre cette impunité dangereuse de la débauche cachée.

§ Ier. Afin d'arriver à la démonstration du premier point, il suffit de quelques aperçus cliniques évalués à distance et mis dans un parallèle pour ainsi dire arithmétique. — En calculant avec soin les faits groupés dans le tableau ci-contre, on sera facilement conduit aux résultats énoncés dans le sommaire de ce premier chapitre.

Présentons d'abord l'historique du fait en litige : —

L'hospice Saint-Jean (service des femmes) est partagé
en deux compartiments distincts : *A* Filles vénériennes
venues du dispensaire; *B* Filles ou femmes du civil,
venues spontanément ou par la voie des mesures in-
combant à la prostitution clandestine. Cette séparation,
si naturelle, était presque inconnue avant l'administration éclairée de M. de Bryas (1830), qui constitua
dans l'ex-chapelle de l'établissement ce service tout
spécial. D'abord peu important, recevant à peine quelques nourrices infectées par leurs nourrissons, quelques
domestiques, ouvrières ou femmes de campagne, ce
service n'était guère autre chose qu'une réforme morale
fournissant bien çà et là quelques documents utiles
d'hygiène et de nosologie spécifique, mais ne donnant
en réalité à la clinique que l'espoir des avantages qu'il
devait produire plus tard. En effet, tandis que durant
plus de dix ans l'insuffisance de cette création put la
faire considérer comme une inutile usurpation d'un
local affecté aux exercices religieux (si sagement sup-
primés dans l'hospice), nous verrons, au moment où
nous écrivons ces lignes, le service dit *de la chapelle*
prendre une extension qui le place de niveau, si même
il ne le dépasse, avec celui des filles du dispensaire.
Des améliorations successives, quoique lentes, ont pré-
paré cette situation, due essentiellement à l'active et
féconde philanthropie de M. l'adjoint de maire Fauré.
Depuis que ce magistrat municipal a pris la haute di-
rection de l'hospice Saint-Jean, reconnaissons qu'au
nombre des utiles changements qu'il a su y introduire,
se trouve le remarquable accroissement dont il s'agit.
Établissons ces différences par des chiffres, puis nous
en tirerons les inductions nécessaires et logiques :

TABLEAU COMPARATIF

à dix années de distance, des deux services de Vénériennes à l'hospice Saint-Jean de Bordeaux.

1846
OCTOBRE — NOVEMBRE — DÉCEMBRE

	FILLES DU DISPENSAIRE	FILLES DE LA CHAPELLE
	68	15
Blennorrhagies :		
Vaginites	31	0
Chancres primitifs	20	1
— secondaires	3	0
Adénites	4	0
Bubons ulcérés	4	8
Accidents cutanés	2	6
— tertiaires / Carie palatine	2	2
Psora	2	0
	68	15

1856
OCTOBRE — NOVEMBRE — DÉCEMBRE

	FILLES DU DISPENSAIRE	FILLES DE LA CHAPELLE
	64	90
	15	7
	16	8
	14	5
	5	4
Bubons fistuleux phagédéniques	7	20
Echtymas, impétigos	2	12
Exostoses, tumrs gommeuses, etc. / Ulcère phagédénique	1	24
Gâle invétérée	5	10
	64	90

Il y a dans cet aperçu, relevé des livres de visite de notre service, la double preuve énoncée plus haut. Non-seulement le nombre des vénériennes fournies par la prostitution clandestine a pris une proportion presque double de celui du service officiel, mais la gravité des accidents et la période à laquelle ils appartiennent méritent d'être sérieusement notés.

En effet, ce personnel particulier n'est plus restreint à quelques novices de village, à quelques bénévoles nourrices que des enfants à la syphilis secondaire plus ou moins primitivement rafraîchie ont infectées *à priori;* il nous faut classer maintenant, non-seulement les nombreuses victimes de la sujétion, de la domesticité, du travail à la tâche; les suppôts de la dépravation et du vice, fleurs flétries dans de précoces et criminels plaisirs; mais encore cet essaim d'habituées des maisons *de passe,* qui, appartenant à toutes les catégories, font de la débauche à huis-clos, accessoirement pour ainsi dire, recevant et transmettant le virus syphilitique, le couvant, le laissant sévir sans obstacle, jusqu'au jour où la souffrance oblige à recourir aux moyens que réclame un état trop souvent aggravé par incurie, crainte, honte ou remords.

C'est un spectacle curieux et pénible tout à la fois que celui des accidents que la négligence et le défaut des plus vulgaires soins nous offrent chez ces malheureuses syphilisées. Des vaginites, des blennorrhagies, qui sans contredit n'eussent été que de bénignes inflammations, prennent parfois dans leur aspect et dans leurs effets consécutifs la teinte et la gravité des complications les plus violentes. C'est surtout dans ces cas qu'il nous a été donné d'observer ce que M. Thiry, de Bruxelles, appelle la vaginite granuleuse, état qui, sans être d'une virulence spéciale, n'est pas non plus l'affection simple consignée dans le cadre des phlegmasies vénériennes du conduit vulvo-utérin. — Dans d'autres circonstances, ce sont des boursoufflements purulents, des abcès de la vulve et des grandes lèvres, des adénites suppurées, des bubons fistuleux, des végétations de toutes formes et dimensions. Mais c'est quand le mal s'est d'abord prononcé par le chancre, que les désordres du *far niente* amènent une sérieuse intensité. Les pustules plates, les plaques muqueuses, les hideux phagédénismes, les dermatoses de toutes nuances, voilà ce que la clinique nous dévoile chez la plupart de ces prostituées de contrebande, véritables *spécimens* de la vérole non contrôlée, et qui, par conséquent, sont, au point de vue de l'enseignement, d'une utilité démonstrative que nous refuse presque toujours l'exploration des malades venues du dispensaire. Tout récemment encore, nous avons pu montrer aux étudiants l'exemple d'une jeune artiste dramatique, laquelle, atteinte de chancres infectants il y a six mois, a laissé poursuivre leur carrière à ces ulcérations primitives, pendant qu'elle-même parcourait la sienne dans les sentiers épineux du théâtre. Il est résulté de ce système de traitement négatif, après la roséole, les syphilides lenticulaires, les ganglions cervicaux, le *corona veneris,* etc., un ensemble d'echtymas suppurants qui, généralement répandus sur la périphérie du corps, ont vers les organes sexuels, pris une apparence ulcérative des plus fâcheuses. Quelques-uns de ces

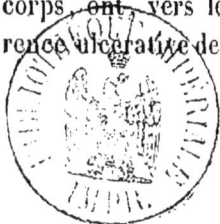

points ont dégénéré en chancres secondaires, mous, qu'il a fallu borner par la pàte sulfuro-carbonique [1]; d'autres ont végété et déterminé l'*ulcus elevatum* de Carmichaël, également passible du topique cautérisateur. A l'heure qu'il est, la jeune malade expie ses erreurs, dont la plus regrettable est sans contredit l'absence de médication; l'accident secondaire s'apaise sous l'influence du proto-iodure hydrargiré; les taches cutanées pâlissent par l'usage des bains sulfureux; en un mot, la réparation se fait chez cette nature si profondément imprégnée, et nous avons lieu d'espérer, en continuant assez longtemps la série de nos moyens, l'avortement des phénomènes tertiaires, et par conséquent une cure radicale et complète.

Nous pourrions multiplier beaucoup ces tristes exemples; nous nous bornerons à citer le suivant, comme observation curieuse au double point de vue moral et pathologique. Une piquante soubrette, vaillante fille du Béarn, comme il en vient par milliers à Bordeaux, se laisse séduire et contaminer par un *Don Juan* de comptoir, commis de la maison où servait notre héroïne. Expulsée de chez ses maîtres, elle passe en peu de temps par toutes les splendeurs de la galanterie; mais dans cette ascension vers l'enivrant tourbillon des Phrynés et des Aspasies, elle emporte, sans y attacher trop d'importance, le sceau syphilisateur que lui a imprimé sa première faute. Des palliatifs et une excellente constitution lui semblaient suffire à conjurer

---

[1] Pâte caustique faite avec le charbon impalpable et l'acide sulfurique. (Formule Ricord.)

le venin ; et sans en avoir conscience, étourdie par ses succès, entourée de soupirants, elle ignorait ce que coûtaient à chacun d'eux ses faveurs empoisonnées.

Cette vie de Circé, car la magie d'une florissante santé semblait démentir de si funestes présents; cette existence dorée de la femme richement entretenue, passa comme l'onde. Trop de dangers tenaient à la possession de cette enchanteresse. Les hommages s'éclaircirent peu à peu; le prestige s'évanouit; on négligea, puis on s'éloigna tout à fait de celle qu'on avait si avidement recherchée. D'autre part, le mal, qui dans ses deux premières périodes avait paru bénin, dissimulé qu'il était dans ses manifestations par l'existence agitée du sujet, le mal prit tout à coup une allure et des proportions effrayantes. Dans cette chute rapide de la déité d'un jour, dans cette décadence prématurée d'une puissance ruinée par la syphilis, il n'y eut pas de phase paisible, pas de temps d'arrêt, pas de repos. La malheureuse, après avoir consumé avec les médicastres et les commères les *débris de sa fortune,* après s'être épuisée chez les empiriques, vint en fin de compte se heurter au seuil de l'hospice Saint-Jean, criblée des stigmates de la vérole constitutionnelle, et offrant, entre autres accidents, une carie envahissante de la voûte palatine et de la cloison des fosses nasales. — Six mois et plus d'une thérapeutique sévère, constituée à l'intérieur par les iodures de fer, de mercure, de potassium, unis ou alternés, et localement par les lotions de glycérine aluminée, les fumigations de cinabre, les onctions napolitaines opiacées, etc., ont à peine pu conjurer ce grave délabrement organique. Le séjour à l'hospice a été de quinze mois et demi ; puis, à la saison des eaux, la malade fut envoyée à Baréges, où se confirma une guérison si chèrement achetée. — Depuis, cette personne, jeune encore et cruellement éclairée par les événements, a fait du travail et d'une conduite régulière les éléments de son avenir. De si rudes épreuves n'ont pas empêché les forces, l'embonpoint et même les agréments physiques d'avoir chez elle une sorte de retour ; aussi, rentrée dans la vie laborieuse et rangée, après deux années de calme, elle a, pour conclusion de ce drame émouvant, contracté mariage avec un brave ouvrier, père aujourd'hui de deux enfants parfaitement sains.

Si nous fouillons dans les annales de l'hospice, chapitre des filles inscrites, nous trouverons difficilement de semblables odyssées. Il faut remonter jusqu'à ces types bien tranchés de la courtisanerie athénienne, ou descendre dans les bouges de la dégradation humaine (points extrêmes de la syphilis clandestine) pour avoir matière à anecdotiser sur ces cas monstrueux, si communs jadis, devenus si exceptionnels de nos jours, grâce aux clartés de l'hygiène et aux lois d'une doctrine tutélaire. Malgré tout cependant, quand le virus prend ses franchises au sein d'une opulente débauche ou que sa furie se déploie dans l'ombre d'un fangeux dénûment, alors il redevient le Protée hydrophobe des monographies du XVIe siècle, la lèpre des anciens, l'éléphantiasis de Rhazès et d'Avicenne, l'ulcère contagieux du mozambique, la *syphilis océanienne,* si l'on veut ; enfin, on se retrouve face à face avec toutes les hideurs fabuleuses de ce mal maudit.

Mais en n'envisageant les choses qu'à leur valeur pratique, que de déceptions, de joies avortées, d'illusions perdues, nous constatons à la consultation de chaque jour! Sur dix malades qui réclament nos soins, même dans nos entretiens de l'hôpital, huit au moins se sont infectés à des sources dont l'immunité leur paraissait garantie par la position sociale des personnes avec lesquelles ils s'étaient mis en rapport. Retranchés derrière la sauvegarde d'une candeur naïve, ou d'une propreté luxueuse, ou d'un mari à la santé proverbiale, ils se défendent vivement de s'être exposés aux chances de la contagion. Ils sont si éloignés de la supposer dans les relations de bonne fortune dont le sort les a favorisés! Hors des filles publiques, point de vérole pour ces pauvres aveugles, que dessillent à peine les réalités morbides dont ils souffrent et l'examen rétrospectif auquel sont parfois soumises les femmes vertueuses qui les ont dupés; car la force du préjugé et le prestige de l'amour-propre les dominent à un tel point, qu'ils vont s'ingéniant à la recherche d'anciennes erreurs dans des lieux patentés, pour y trouver la cause éloignée d'un mal tout nouvellement contracté et dans des conditions de confiance et d'abandon pour eux incontestables.

Il est, en effet, beaucoup de ces *demoiselles* au maintien candide et réservé, qui, dans les rapports vulgaires et usuels de la boutique, du magasin, de l'atelier, semblent tenir par des liens honnêtes aux professions qu'elles exercent ostensiblement dans le monde; mais qui, retrouvées dans les folles régions de l'orgie, y étalent les ressources du vocabulaire de la débauche la plus raffinée. Aussi les excentricités de leur langage et de leurs actes dépassent-elles en cynisme les faits et gestes des prostituées les plus expertes. On devine que ces natures, putréfiées encore plus au moral qu'au physique, sont au premier rang des tapageuses quand elles arrivent dans notre service *de la chapelle*. Le trouble et le désordre qu'elles y sèment leur valent de sévères corrections, qui les touchent faiblement ; et lorsque certains efforts sont tentés par quelques-unes d'elles pour s'arracher au courant, il est rare que leur résolution de revenir au bien soit sérieuse et durable ; aussi peut-on généralement leur appliquer cette variante d'un distique fameux :

> Le vice est comme une île aux faciles abords,
> Où fille doit rentrer quand elle en est dehors.

§ II. Donc, à considérer les faits et leurs causes, après ce qui vient d'être dit, on comprend la haute importance qu'on doit hygiéniquement attacher à l'extirpation de la prostitution clandestine, ce déplorable fléau constituant pour les trois-quarts au moins l'élément étiologique de la vérole. Et qu'on ne s'y trompe pas : les relevés numériques, les tables, les listes établies à ce sujet, ne donnent qu'un aperçu bien incomplet de ce désastre social. A Bordeaux, ville aux mœurs élégantes et faciles, l'infection vénérienne est la monnaie courante de toutes les relations sexuelles. Nous n'irons pas, moderne Philinte, déguiser, *pro pudore*, la désorganisation intime de notre époque ; en dépit des optimistes, la dépravation est en progrès dans ce siècle qui affecte un si étrange retour vers les bons principes. Aussi les hommes chargés des intérêts de la santé publique doi-

vent-ils redoubler de zèle et d'activité dans la surveil-
lance qui leur est dévolue. — Soyons juste en disant
que ce devoir sacré est tous les jours mieux compris
par nos magistrats. — Si des luttes de pouvoir, la
crainte de heurter le droit commun, le respect des
mineures, les prescriptions d'une prudence outrée, ont
longtemps servi d'égide à la prostitution clandestine,
félicitons-nous des résolutions tutélaires que l'autorité
prend journellement contre elle. Après les arrêtés et
règlements pleins de sagesse de M. le maire Gautier,
dispositions municipales compendieusement indiquées
dans le *Compte rendu des travaux de la police de
Bordeaux,* par M. Dutasta, chef de division, sont venues les mesures d'interdiction adoptées par M. le Préfet
de la Gironde à l'endroit des maisons de rendez-vous,
des cafés et autres lieux publics. Grâce à ces dignes
efforts, à cette filiation bien comprise de moyens éner-
giques, le mal s'est sensiblement amoindri; la prostitution latente est obligée de prendre des précautions
infinies pour se soustraire aux investigations des agents.
Chassée des repaires où elle trônait impunément, mise
à l'index par la fermeture de divers entrepôts de débauche scandaleusement fondés au centre de nos plus
beaux quartiers, elle se réfugie dans de honteux lupa-
nars de faubourg, où les coureurs les plus intrépides
répugnent de l'aller rejoindre.

Ainsi traquées, les malheureuses qu'elle asservit, ou
viennent faire leur soumission en s'incorporant dans
les phalanges autorisées, ou, vaincues par la syphilis,
arrivent directement dans notre service pour s'y faire
traiter. Après leur *exeat,* elles ont à régler avec la

police les éventualités de leur sortie. Sont-elles réclamées par des parents inspirant quelque degré de confiance, on les rend à leur famille; sont-elles mineures
et sans appui, on les place, selon leur conduite passée,
ou comme domestiques dans quelque honnête maison,
ou au pénitencier, ou à la Miséricorde. Le plus grand
nombre demande, il est vrai, l'inscription, et ce parti
nous semble le plus rationnel, car nous n'approuvons
pas l'ardent prosélytisme dont quelquefois on les rend
l'objet. Les tentatives de *compelle intrare* sont à leur
égard ou dérisoires ou arbitraires, et à moins que les
intéressées ne se rendent de bonne grâce aux exhortations de ce genre, nous soutenons qu'un tel système
est vicieux dans la forme et sans résultat dans l'application.

A ce propos, voici comment, dans la prochaine édition de Parent-Duchatelet, à laquelle nous avons été
invité de joindre un supplément relatif à la prostitution
bordelaise, nous traitons la question éminemment hygiénique des *maisons de convalescence*, véritables
pierres d'achoppement de l'extinction raisonnée de la
syphilis et de la débauche au sein des grandes villes :

« Vainement, depuis vingt ans, j'ai dans plusieurs
rapports et brochures insisté pour la création d'une
maison de convalescence, refuge essentiellement moralisateur et curatif; vainement j'ai fait de cette création
le *delenda Carthago* de la syphilis à Bordeaux. On
m'a toujours répondu que la *Miséricorde* suppléait efficacement à l'*annexe* que je réclamais. —Or, qu'est-ce
que la *Miséricorde?* Une sainte et pieuse retraite, où
l'hygiène est sacrifiée dans ses plus vulgaires prescrip-

tions aux pratiques de la religion et aux travaux manuels les plus rudes. La *Miséricorde,* c'est une sorte de couvent de force, d'où nous reviennent, atteintes de récidives plus ou moins sérieuses, des filles adonnées à l'incurie, à la malpropreté, fatiguées du reste par une mauvaise nourriture et un travail excessif. — Certes, les efforts moraux tentés dans cet établissement par les dignes Sœurs qui le desservent méritent les plus grands éloges ; mais les soins de santé, de salubrité et de convalescence leur sont radicalement inconnus : elles imputent à péché la moindre ablution, le plus innocent lavage ; le bain est une superfluité mondaine dont le nom n'est jamais prononcé dans le couvent. Étonnez-vous donc des récidives après cela !

» L'administration, hâtons-nous pourtant de le dire, convaincue de la véritable nécessité des *maisons de convalescence,* s'occupe des moyens de réaliser cette annexe essentielle de l'hospice Saint-Jean.

» Je dis annexe, car la visite de sortie, au lieu de mettre immédiatement en *exeat* les filles dont un traitement méthodique efface rapidement les symptômes, les conduirait dans des ouvroirs sagement disposés, pour y passer un temps de convalescence calculé sur la gravité relative du mal qu'elles viennent d'avoir. De cette façon, le dispensaire ne nous renverrait pas incessamment les mêmes femmes, les *habituées* comme on les nomme, sujets tombés dans une aptitude vénérienne telle, qu'on pourrait quasi croire à l'inefficacité du traitement chez certaines organisations. »

La création de ce lieu de transit entre l'hospice et la liberté, en raffermissant l'état de guérison des syphi-

lisées, leur inculquerait des principes d'ordre, de mo-
ralité, de travail, et soustrairait inévitablement beaucoup de ces infortunées à la double et fatale influence
du vice et de la contagion. Nous n'insisterons donc
pas sur de tels avantages : ils ont, assure-t-on, frappé
l'esprit de hautes notabilités administratives, et avant
peu leur réalisation complétera l'ensemble des vues
généreuses dont nous avons plus haut signalé la bien-
faisante initiative.

C'est ce que nous appelons de tous nos vœux, car
l'heureux contre-coup de cette institution atteindrait
certainement la débauche clandestine ; et puisqu'il n'est
pas possible d'extirper à la fois toutes les têtes de
l'hydre, sachons, en les amputant partiellement, em-
pêcher qu'elles ne repoussent plus vivaces et plus dan-
gereuses. Si l'autorité s'inspire une bonne fois des con-
séquences pratiques de l'hygiène, n'en doutons pas,
ce germe honteux de la corruption générale, cette
source impure de la syphilis dans ses manifestations les
plus graves, aura sinon cessé d'être, du moins se
trouvera réduite aux plus infimes proportions. Ombre
nécessaire aux vives clartés de l'époque, la prostitution,
ouvertement et sagement réglementée, ne sortira plus
de l'ornière des plaisirs immondes et du cercle des exi-
gences brutales de la civilisation.

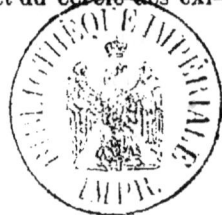

Bordeaux. — G. Gounouilhou, imp. de l'École de Médecine, pl. Puy-Paulin, 1.

Bordeaux. — G. Gounouilhou, impr. de l'Académie.

www.ingramcontent.com/pod-product-compliance
Lightning Source LLC
Chambersburg PA
CBHW070754220326
41520CB00053B/4381